FACULTÉ DE MÉDECINE DE PARIS

Année 1903 — # THÈSE 103

POUR

LE DOCTORAT EN MÉDECINE

Présentée et soutenue le jeudi 17 décembre 1903, à 1 heure.

PAR

L. A. NOËL

LA LÈPRE

Douze années de pratique à l'Hospice des lépreux de La Désirade (GUADELOUPE)

Président : M. LE DENTU, *professeur.*
Juges : MM. POIRIER, *professeur,*
SCHWARTZ et FAURE, *agrégés.*

Le candidat répondra aux questions qui lui seront faites sur les diverses parties de l'enseignement médical

---

PARIS

IMPRIMERIE DE LA FACULTÉ DE MÉDECINE

H. JOUVE

15, rue Racine, 15

1903

THÈSE

POUR

LE DOCTORAT EN MÉDECINE

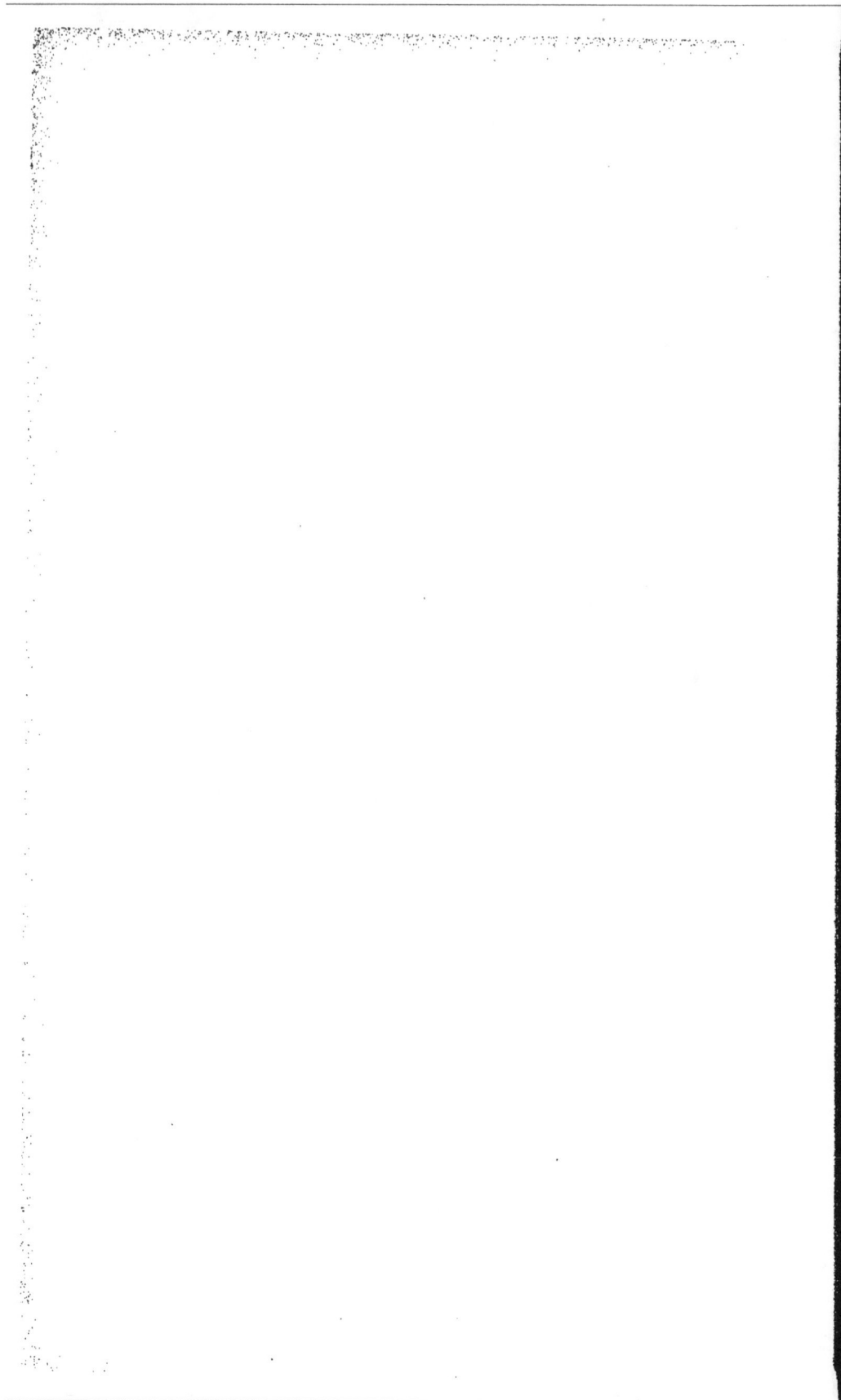

FACULTÉ DE MÉDECINE DE PARIS

Année 1903 — # THÈSE — Nº —

POUR

LE DOCTORAT EN MÉDECINE

Présentée et soutenue le jeudi 17 décembre 1903, à 1 heure

PAR

L. A. NOËL

LA LÈPRE

Douze années de pratique à l'Hospice des lépreux de La Désirade (GUADELOUPE)

Président : M. LE DENTU, *professeur.*
Juges : MM. POIRIER, *professeur.*
SCHWARTZ et FAURE, *agrégés.*

Le candidat répondra aux questions qui lui seront faites sur les diverses parties de l'enseignement médical

PARIS

IMPRIMERIE DE LA FACULTÉ DE MÉDECINE

H. JOUVE

15, rue Racine, 15

—

1903

FACULTÉ DE MÉDECINE DE PARIS

Doyen	M. DEBOVE.
Professeurs	MM.
Anatomie	P. POIRIER
Physiologie	Ch. RICHET.
Physique médicale	GARIEL.
Chimie organique et Chimie minérale	GAUTIER.
Histoire naturelle médicale	BLANCHARD
Pathologie et thérapeutique générales	BOUCHARD
Pathologie médicale	{ HUTINEL.
	BRISSAUD.
Pathologie chirurgicale	LANNELONGUE
Anatomie pathologique	CORNIL.
Histologie	MATHIAS DUVAL
Opérations et appareils	BERGER.
Pharmacologie et matière médicale	POUCHET.
Thérapeutique	GILBERT.
Hygiène	PROUST.
Médecine légale	BROUARDEL
Histoire de la médecine et de la chirurgie	DEJERINE.
Pathologie expérimentale et comparée	CHANTEMESSE.
	HAYEM.
	{ DIEULAFOY.
Clinique médicale	{ DEBOVE.
	{ LANDOUZY.
Maladie des enfants	GRANCHER.
Clinique de pathologie mentale et des maladies de l'encéphale	JOFFROY.
Clinique des maladies cutanées et sypilitiques	GAUCHER.
Clinique des maladies du système nerveux	RAYMOND
	TERRIER.
	{ DUPLAY.
Clinique chirurgicale	{ LE DENTU.
	{ TILLAUX.
Clinique ophtalmologique	DE LAPERSONNE.
Clinique des maladies des voies urinaires	GUYON.
Clinique d'accouchements	{ BUDIN.
	{ PINARD.
Clinique gynécologique	POZZI.
Clinique chirurgicale infantile	KIRMISSON.

Agrégés en exercice.

MM.			
ACHARD	FAURE	LEGUEU	TEISSIER
AUVRAY	GILLES DE LA	LEPAGE	THIERY
BESANÇON	TOURETTE	MARION	TIDROLOIX
BONNAIRE	GOSSET	MAUCLAIRE	THOINOT
BROCA (Aug.).	GOUGET	MERY	VAQUEZ
BROCA (André)	GUIART	POTOCKI	WALLICH
CHASSEVANT	HARTMANN	REMY	WALTHER
CUNEO	JEANSELME	RENON	WIDAL
DEMELIN	LANGLOIS	RICHAUD	WURTZ
DESGREZ	LAUNOIS	RIEFFEL (chef.	
DUPRE	LEGRY	des travaux anat.)	

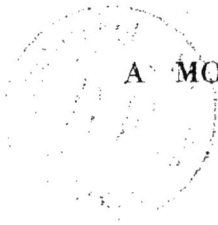

A MON FILS

A MON BEAU-FRÈRE

A MES AMIS

LA LÈPRE

Douze années de pratique à l'Hospice des lépreux de La Désirade (GUADELOUPE)

INTRODUCTION

Nos premiers remerciements au début de cette thèse inaugurale vont à MM. les médecins de la Marine et des Colonies et en particulier MM. M. Delrieu, Carrière et Cassagnou, qui nous ont guidé au début de nos études dans les hôpitaux militaires de la Guadeloupe.

Nous n'aurons garde d'oublier MM. les Drs S. C. Loyseau, Alfred L'Herminier, H. Léger, A. Isaac, Léopold Raiffer et Aragon qui furent pour nous non seulement des maîtres, mais aussi des amis. Ils nous ont soutenu au cours de nos études et nous leur manifestons notre profonde gratitude.

Qu'il nous soit permis également d'exprimer notre reconnaissance à MM. les professeurs Le Dentu,

Gaucher, Budin et Brissaud pour l'accueil qu'ils nous firent dans leurs services hospitaliers.

MM. les professeurs agrégés C. Jeanselme, P. Mauclaire, Cunéo, Demelin et Launois nous ont largement fait profiter de leur enseignement. Nous les en remercions profondément.

Nous avons également, dans les hôpitaux de Paris et à la Faculté de médecine, profité des conseils de MM. les Drs A. Pettit, chef de laboratoire à la Faculté de médecine, G. Labey, prosecteur à la Faculté de médecine, Gaston, chef de laboratoire à l'hôpital Saint-Louis, Paquy et Couvelaire, chefs de clinique de la Faculté à la Clinique Beaudelocque. Notre meilleur souvenir ira toujours vers eux.

Nous sommes heureux aussi d'exprimer notre bonne amitié à notre ami M. Colletas, licencié ès-science pour ses conseils lors de nos premiers examens et à MM. Paul Roslaine et Lucien Malloizel, internes des hôpitaux de Paris dont nous serons heureux de suivre les succès.

Enfin, nous avons gardé le meilleur de notre reconnaissance pour M. le Médecin inspecteur général des Colonies, A. Kermorgan, qui nous a rendu possible par sa grande bienveillance, l'obtention de notre thèse de docteur.

CHAPITRE PREMIER

L'Hospice des lépreux de La Désirade
(Guadeloupe).

———

I. — HISTORIQUE (1).

La lèpre complètement disparue de l'Europe vers la fin du xve siècle (1492) se montre, deux siècles plus tard, dans les Colonies françaises. En avril 1712 la maladie fait de tels ravages en Haïti (Le Cap) que le conseil supérieur rend un arrêt pour l'isolement des *ladres* à l'île de la Tortue.

C'est un peu plus tard, le 14 mai 1721, qu'on s'émeut des progrès de la contagion à la Guadeloupe. On ordonne alors à tous les propriétaires possédant des esclaves atteints de ladrerie de les séquestrer en des lieux écartés sous peine d'une amende de 100 livres.

1. Nous nous sommes inspiré pour ce chapitre des notes de notre ami Champon, directeur d'école à la Guadeloupe et extraites de l'ouvrage de Lacour sur l'*Histoire de La Gua- deloupe*.

En avril 1725 la maladie s'est tellement accrue que les habitants de la Grande-Terre effrayés s'assemblent pour se concerter sur les moyens à employer pour se préserver de la contagion. En un mémoire présenté au gouverneur on demandait la séquestration de tous les individus affectés. Le mémoire fut transmis par le gouverneur de la Guadeloupe, le comte de Mayencourt (1719-1728), au gouverneur général de Feuguières résidant à La Martinique.

Pour assurer les dépenses de la création d'une léproserie et les frais d'une visite générale dans l'île, afin de rechercher les malades, les députés réunis en mars 1726 arrêtèrent que tout habitant serait imposé à vingt sous par tête de nègre travaillant.

Les lenteurs apportées à l'époque, pour donner satisfaction à des vœux aussi pressants, reculent jusqu'en 1728 le premier acte du gouvernement. C'est M. de Champigny, gouverneur général qui, le 25 mai 1728, avec Blondel, ordonna une visite générale dans l'île : Quiconque se dérobait à cette visite était considéré comme lépreux.

La visite fit découvrir 125 lépreux dont 22 blancs, 6 mulâtres et 97 nègres, sur une population de 43.000 habitants à peu près.

La création d'une léproserie une fois décidée, on choisit pour l'établir une petite île, la Désirade, située en plein Océan Atlantique à deux lieues de la côte la plus rapprochée de la Guadeloupe.

Une fois à la Désirade les lépreux devaient établir entre eux une Société. Ils étaient divisés par groupes ayant à leur tête, un blanc responsable. Les sexes n'étaient pas séparés. Chaque groupe devait former un établissement séparé et avoir son habitation propre. En se rendant dans leur résidence nouvelle les malades emportaient des instruments aratoires, des animaux domestiques, des plants et des graines.

Une fois à la Désirade aucun malade ne devait en sortir. L'exportation des produits de l'île était rigoureusement interdite.

La Colonie ne faisait de frais que pour les lépreux privés de ressources. Les autres devaient se pourvoir de vivres pour six mois. Le propriétaire entretenait ses esclaves exilés.

Toutes ces dispositions prises, on fixa un délai pour que tous les lépreux fussent rendus à la Désirade. Ce délai expiré, il était permis à toute personne rencontrant un lépreux de lui courir sus et de le fusiller. Tout maître d'embarcation convaincu d'avoir facilité la fuite d'un lépreux de La Désirade était traité comme lépreux lui-même et fusillé.

L'habitant qui s'était soustrait à la visite ordonnée était hors la loi et *tuable* pour qui le rencontrait.

On voit par l'exposé de ces mesures draconiennes à quel degré de terreur en étaient arrivés les habitants de la Guadeloupe. Aujourd'hui le courant des idées nous éloigne de semblables procédés. Mais l'on est bien forcé de reconnaître que c'est grâce à eux que l'Europe a pu se débarrasser rapidement du fléau qui l'avait envahi.

En 1808, les Anglais étant maîtres de la Désirade,

l'amiral Cochrane n'entendit pas garder à sa charge l'entretien des lépreux. Il réclama au capitaine général Ernoux les frais d'entretien et de médicaments. N'ayant pas reçu de réponse, l'amiral Cochrane fit prendre tous les lépreux et les fit déposer à la Pointe-des-Châteaux, cap extrême de la Grande-Terre, situé à deux lieues de la Désirade; les malheureux sans asile et sans aliments se répandirent rapidement dans les habitations voisines. Comme ils se dispersaient partout on les fit chercher et conduire à la Pointe-à-Pitre où ils furent dirigés sur un ponton mouillé sous le vent de la ville.

II. — L'Hospice actuel

De cette époque à nos jours le sort des malades atteints de lèpre a été modifié. L'administration locale, toujours prête à soulager les infortunes de ses administrés, a pu, en s'imposant des sacrifices, faire construire des locaux affectés aux lépreux.

Deux corps de bâtiments en maçonnerie divisés en cellules servent d'hospice. Les deux bâtiments, séparés l'un de l'autre par un mur haut de plusieurs mètres, sont affectés l'un aux hommes, l'autre aux femmes. Une muraille de quelques mètres de hauteur enclôt les bâtiments. L'aménagement intérieur de l'établissement est plutôt celui d'une prison. Cependant les cellules bien qu'étroites sont appropriées à des malades. Elles sont confortablement meublées. Des infirmiers et infirmières laïques sous la direction d'infirmières religieuses assurent les soins aux pensionnaires. Un médecin assure le service médical. Un personnel d'agents de tous ordres est préposé aux divers services.

Le régime alimentaire des malades est de deux ordres. L'un, dit régime des Européens, se compose de pain, viande et légumes du pays ; l'autre, dit régime ordinaire, se compose d'aliments du pays et ne comporte de viande et de pain, que deux fois par semaine.

III. — Recrutement des malades.

Le recrutement des malades a aussi subi des réformes et est plus en conformité avec nos idées humanitaires actuelles.

L'admission des lépreux d'abord rendue obligatoire par des arrêtés locaux, a été ensuite subordonnée à une demande spéciale formulée par les maires et accompagnée d'un certificat de médecin. L'intéressé placé en observation était examiné par le médecin de l'hospice qu'on lui avait désigné et, après avis de celui-ci, dirigé sur l'hospice des lépreux. En 1902, sous M. le gouverneur Merlin, l'entrée d'un malade n'était autorisée qu'après une demande écrite par l'intéressé et reconnue exacte par le commissaire de police. Ce mode d'admission évite des retards et des frais de voyage quelquefois onéreux et permet au malade de se rendre à l'hospice sans être obligé d'avouer sa maladie par un séjour d'observation prolongé dans un hôpital et d'éviter les regards indiscrets.

IV. — Fonctionnement de l'hospice

La gestion de l'hospice plusieurs fois remaniée a été en dernier lieu organisée en 1858.

L'établissement est placé sous l'autorité du gouverneur qui a délégué la surveillance au secrétaire général. La direction en est confiée à des sœurs hospitalières de Saint-Paul de Chartres pour tout ce qui est relatif à l'exécution des règlements et au maintien de l'ordre et de la discipline.

Les malades, moins traqués que par les anciens règlements, ne voient plus l'hospice comme un lieu de relégation. Ils savent qu'en y venant ils reçoivent tous les soins que peut nécessiter leur état. Plus confiants, ils se font hospitaliser. Toute idée d'appréhension contre la Désirade a disparu.

C'est ainsi que le nombre d'internés qui était de 56 en janvier 1891 s'est sensiblement augmenté pour atteindre le chiffre de 85 en octobre 1902.

CHAPITRE II

Résultats cliniques.

————

I. — Non-hérédité de la lèpre.

L'hérédité de la lèpre admise anciennement d'une façon générale a été battue en brèche depuis la découverte du bacille de Hansen. Cependant actuellement encore l'hérédité est admise par certains maîtres en l'espèce. Pour M. le Professeur Gaucher la contagion n'exclut pas l'hérédité. Pour lui « l'hérédité, mieux que la contagion, explique la persistance de la lèpre chez les Juifs espagnols descendants des Hébreux de l'Exode ».

« Si, dans certains cas isolés, qui paraissent primitifs, dit-il, on ne trouve pas l'hérédité, c'est peut-être que, parfois, on la cherche mal ou qu'elle échappe. Je me rappelle un fait instructif à cet égard, qui remonte au temps où j'étais interne d'Hillairet. Nous avions, à cette époque au pavillon Gabrielle, à l'hôpital Saint-Louis, un enfant d'une dizaine d'années atteint de lèpre, qui était né dans une de nos colonies, où son père était fonctionnaire public. Le père et la mère étaient Français, nés en France, absolument sains l'un et l'autre; il n'y avait jamais eu aucun cas de lèpre dans les deux branches ascendantes; les autres enfants n'étaient pas lépreux, le cas semblait donc être indubitablement un cas de contagion. Or je fis, à l'instigation d'Hillairet, une enquête délicate auprès de la mère de l'enfant et après bien des réticences, cette mère interrogée m'apprit que le père légal, le père putatif, n'était pas le père de l'enfant lépreux. Le vrai père était un officier de marine, un homme de couleur, qui était lépreux et dont cette femme avait été la maîtresse pendant un court séjour de celui-ci dans la colonie ». Cette observation semble bien être en faveur de l'hérédité; mais il nous est permis de remarquer qu'elle est une rareté et que peut-être, en poussant plus loin l'enquête, on aurait pu déceler des faits de contagion directe ».

En outre de ces cas extrêmement rares semblant plaider en faveur de l'hérédité directe, M. Zambaco, dont on sait la haute compétence en ces matières, admet une hérédité ancestrale. Il lui impute certains cas rapportés à la contagion faute d'une enquête suffisante.

Il admet une lèpre héréditaire dégénérée ne donnant pas naissance au tableau clinique habituel de la lèpre. C'est ainsi qu'il fait du panaris de Morvan une lèpre dégénérée. Il rattache également à la lèpre héréditaire la syringomyélie. Qu'il nous soit permis de ne pas suivre cet auteur au moins à propos de cette question. Il ne nous a jamais été donné de pouvoir vérifier ces hypothèses. Nos constatations nous en éloignent tout au contraire.

L'opinion de M. le professeur agrégé Jeanselme est différente des précédentes et notre pratique de douze années dans un milieu de lépreux, nous a fait partager ses opinions.

Pour lui « si la notion de contagion est assise sur des bases solides, la notion d'hérédité, au contraire, perd constamment du terrain, depuis qu'on la soumet à une rigoureuse analyse. Tous les cas rapportés à l'hérédité ne peuvent-ils pas être imputés à la contagion familiale ?

Nulle part mieux que dans la vie en commun ne sont réunies les conditions qui réalisent la contagion. Ce fait explique fort bien que la lèpre soit une maladie de famille. Pourquoi dès lors invoquer l'hérédité ? L'étude minutieuse des lèpres familiales rend d'ailleurs celle-ci peu probable. Dans le milieu domestique, l'apparition de la lèpre n'est pas régie par la parenté : les membres de la famille qui vivent au loin restent indemnes : par contre, les amis intimes, les serviteurs deviennent lépreux.

Tout ce qu'on peut accorder aux partisans de la théorie héréditaire, c'est une hérédité de prédisposition... Quant à *l'hérédité de graine*, de même

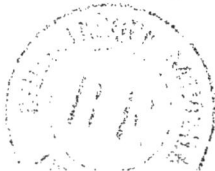

que pour la tuberculose, elle peut être tenue pour négligeable ».

Dans nos observations on peut trouver une justification de cette théorie. Dans aucun des quinze cas que nous rapportons on ne trouve un cas d'hérédité. Bien plus, des enfants nés de père et de mère lépreux, nourris du lait de leur mère, mais soustraits à son contact ordinaire, ne sont pas et ne deviennent pas lépreux. C'est une preuve que nous tenons à apporter car nous nous sommes attaché, par des mesures de prophylaxie, à éviter la contagion de mère à enfant et nous avons réussi dans tous les cas observés. L'enfant ne naît pas lépreux et ne le devient pas quand on l'éloigne de ses parents.

II. — Contagion de la lèpre

La contagion de la lèpre ne se discute plus aujourd'hui. Les preuves affluent et jamais nous ne l'avons trouvée en défaut.

Les documents qui nous ont été fournis par M. le Dr Kermorgan, inspecteur général du service de santé des colonies, viennent à l'appui de cette assertion. Ces documents ont été recueillis dans un grand nombre de colonies françaises, à Tahiti, aux îles Marquises, à l'archipel des Comores, dans les établissements français de l'Inde, à l'île de la Réunion, à la Nouvelle-Calédonie, au Tonkin, au Cambodge, à Madagascar, en Guyane et en Cochinchine. Partout on retrouve les faits de contagion. Partout la maladie se répand de proche en proche ou est transportée par des émigrants.

Cette notion de contagion est si bien établie aujourd'hui que nous n'y insisterons pas, et que le rôle joué par l'hérédité peut être sinon absolument écarté du moins relégué au second plan.

Si toutes les races sont tributaires du terrible mal, certaines sont plus sensibles que les autres. Est-ce une simple question de résistance ; M. Goldsmith, dans ses observations sur la lèpre, semble le croire quand il parle de la résistance particulière des nègres et des Peaux-Rouges, des États septentrionaux de l'Union.

Il paraît certain, d'après les observations recueillies sur place, que la contagion se fait par voie cutanée.

La température, les mœurs des peuples, l'hygiène et la débilité des constitutions, paraissent être un facteur important de contagion.

Un coup d'œil rétrospectif nous montre que la lèpre est endémique surtout dans les centres populeux où la population est dense et malheureuse. C'est en Asie et en Egypte qu'elle naquit. Transplantée en Europe ce sont les Juifs espagnols, pauvres hères nomades qui la propagent ; elle se répand et sévit surtout en Italie, en Espagne, en Portugal, en Grèce en Russie méridionale etc...

Aujourd'hui la lèpre est en recrudescence partout dans nos possessions d'outre-mer. Celles d'Orient et de l'Océanie sont le plus éprouvées. De l'étude des notes précises que nous venons de signaler et que nous devons à M. Kermorgan dont la compétence est bien connue et dont le dévouement est toujours en éveil quand il s'agit de sauvegarder le séjour de nos nationaux dans les colonies, de l'étude également des notes prises dans le travail si suggestif et si précis de M. le professeur agrégé Jeanselme sur la lèpre dans la péninsule Indo-chinoise et dans le Yunnan, il résulte que la contagion de la lèpre est chaque jour grandissante. Il est donc urgent de s'occuper de prophylaxie.

CHAPITRE III

Prophylaxie de la lèpre.

Nous n'avons ni la compétence nécessaire ni l'autorité requise pour imposer dans ce modeste travail des lois de prophylaxie. Mais qu'il nous soit permis d'énoncer simplement ce que la pratique nous a enseigné.

Tout d'abord, traitons de la prophylaxie des enfants. Comme nous l'avons déjà dit à propos de l'hérédité, l'enfant ne naît pas lépreux. Il doit donc être enlevé de bonne heure à la contagion. Dès sa naissance, il doit être séparé de sa mère et transporté hors de l'hospice. L'allaitement artificiel étant défectueux, surtout en pays chauds, il ne doit être tenté qu'après trois mois au plus tôt alors que l'enfant est déjà un peu développé et qu'il est susceptible de supporter l'usage du biberon.

Voici comment nous procédons. Dans la journée, toutes les 3 heures à peu près, l'enfant est mis au sein de la mère. Le sein est lavé à l'eau boriquée ou

avec une solution de permanganate de potasse. Le
mamelon est garni d'un bout de sein en caoutchouc
constamment tenu aseptique. L'enfant est entièrement recouvert d'une blouse. Il n'a aucun contact
direct avec la peau de la mère. Il est enlevé aussitôt
après la tétée. La nuit, il prend de l'eau bouillie
sucrée et aromatisée pendant les premières semaines ; plus tard, il prend du lait coupé.

A six mois, il est sevré complètement. Alors seulement il est confié à des parents qui veulent bien
s'en charger, et emmené le plus loin possible du foyer
lépreux.

Quand les mères ne peuvent absolument pas
nourrir, ce que nous n'avons jamais observé, alors
seulement l'enfant peut être nourri au biberon dès
sa naissance. Par pure mesure de prudence nous
ne conseillons pas une nourrice mercenaire à un
enfant né d'une mère lépreuse.

Les naissances étant rares dans les léproseries, les
moyens prophylactiques sont facilement réalisables
et à peu de frais. C'est ainsi que nous avons pu très
aisément instituer les mesures dont nous venons
de parler.

Depuis douze ans que nous exerçons, nous les
avons toujours suivies et nous n'avons eu qu'à nous
en louer. Les enfants qui sont nés à l'hospice ont
pu confirmer ce que la lecture des léprologues nous
avait appris : à savoir la non transmissibilité de
la lèpre pendant la vie intra-utérine.

A notre arrivée dans l'île, nous avons examiné

plusieurs enfants nés de mères malades. Nous cite-
rons en particulier la famille L... : nous avions été
appelé à donner nos conseils à la mère. Des deux
enfants, l'aîné âgé de 3 ans, l'autre une fille âgée de
18 mois, aucun n'était malade. Le garçon demeura
avec sa mère jusqu'à la mort de celle-ci survenue
en mai 1902 ; la fillette avait été confiée à une tante
habitant hors de l'île et cela dès notre première visite
c'est-à-dire en 1891. Actuellement les enfants sont
encore bien portants mais il est permis de craindre
que le garçon n'ait été contagionné par sa mère.

Le contage par la vaccination est souvent accré-
dité. Dans la dépendance même, les habitants ont
un préjugé très marqué contre le vaccin. Ils lui attri-
buent la propagation de la lèpre.

W. Tebb. dans *The recrudescence of Leprosy
and its causation* incrimine le vaccin. A ce sujet, il
dit : « le régime d'assainissement développé dans
les colonies anglaises aurait dû enrayer la recrudescence de la lèpre tout comme celle des autres mala-
dies. Au contraire, elle s'est accrue : dans les pays
comme le Vénézuela, la Nouvelle-Calédonie, les Etats-
Unis de la Colombie, Havaï et le sud de l'Afrique,
sa marche a été en rapport avec l'extension de la
vaccination.

Le professeur W. T. Gairdner, dans sa lettre au
British Medical Journal du 8 août 1887, met sur
le compte du vaccin l'augmentation des cas de lèpre.

Malgré nos minutieuses investigations nous n'avons
rien pu surprendre d'affirmatif à ce sujet. Nous

avons pour principe de ne jamais vacciner de bras à bras. Nous n'employons que le vaccin fourni par l'administration et reçu en tubes de nos meilleurs établissements de France.

En prenant ces précautions, on est certain d'éviter toute contagion, car il n'y a aucune raison pour que la vaccination ainsi pratiquée propage la lèpre, alors qu'elle ne propage ni la syphilis ni aucune autre maladie infectieuse.

Nous allons maintenant parler de la contagion possible entre habitants de l'hospice et des conditions défectueuses de l'hygiène qu'on y observe.

La disposition des bâtiments tels qu'ils existent est une cause constante de contage entre malades, les moins atteints vivant en étroite promiscuité avec ceux dont la maladie est très avancée. Les cellules petites, peu aérées par des ouvertures insuffisantes sont habitées par deux lépreux et souvent trois quand les admissions sont nombreuses. Les malades mis ainsi en contact direct sont à des stades différents de la maladie.

L'approvisionnement d'eau potable se fait à l'aide de grandes citernes dans lesquelles viennent s'écouler les eaux de pluie. Les premières eaux recueillies sont souillées de feuilles et de poussières accumulées sur les toitures. Cette eau est employée sans filtration. L'eau de lavage est empruntée à une source peu abondante. Les lépreux sont souvent obligés de se priver de bains. Ils vont prendre d'eux-mêmes des bains de mer qui sont plutôt irritants.

Nous serions d'avis pour ces raisons que les léproseries modernes soient construites dans des lieux où l'eau potable est abondante et peut se déverser à la mer directement sans être utilisée par d'autres riverains. L'eau, en effet, est considérée par les indigènes comme un mode de contamination (Madagascar, Antilles).

Les ressources de l'Administration locale ne permettant pas toujours la désaffectation des léproseries existantes, celles-ci ne peuvent servir que si l'on adopte des mesures d'hygiène sévères. L'ameublement doit être réduit au strict nécessaire. Les portes et fenêtres doivent rester constamment ouvertes. Les cloisons de séparation ne doivent pas atteindre le plafond ni reposer sur le sol afin que les lavages à grande eau soient faciles. Tous les mois au moins, les cellules doivent être badigeonnées à l'eau de chaux. Les malades séjourneront dans l'enclos des bâtiments ou dans les cellules le moins possible dans la journée et seulement quand leur état de santé les contraint à l'immobilité.

Ils doivent être encouragés à se tenir en plein air le plus possible, à s'occuper au jardinage ou autres exercices demandant une dépense physique.

Les effets portés doivent être rigoureusement désinfectés avant d'être mis en lessive ; cette précaution est par trop souvent négligée et cela aux risques des blanchisseuses.

Entrés à l'hospice pour être traités, les internés seront soumis à une discipline inhérente à leur état de ée et non considérés comme des relégués ou des prisonniers. Certaines mesures, qui obligeaient les malades à l'inaction la majeure partie de la journée sont condamnables, car ils restent alors des heures entières tassés dans des cours étroites mal ventilées, avec une température quelquefois étouffante. Nous avons obtenu pour ce qui nous concerne quelques améliorations, mais entière satisfaction n'a pu être accordée à nos observations ; le prétexte invoqué de conserver intacte la moralité entre malades ayant malheureusement prévalu.

Il en sera ainsi tant que l'autorité du médecin sera contrebalancée dans un établissement hospitalier par celle d'une direction confiée à des religieuses. Elles peuvent être utiles sinon indispensables comme infirmières, mais il est surabondamment prouvé que leur gestion n'est pas toujours exempte de critiques.

Pour que l'efficacité d'un établissement de santé : sanatorium, léproserie ou autre soit réelle, la direction et la gestion doivent être exclusivement confiées au médecin traitant. Des instruments et tous les moyens de recherches doivent être mis à sa disposition afin qu'il complète par le laboratoire ses travaux cliniques. Les léproseries offrent un vaste champ d'investigation aux chercheurs. Ils pourraient apporter à une question qui attire l'attention de tous, leur modeste mais utile contribution. L'Administration supérieure conserverait toujours ses attributions pour les dépenses et le contrôle général.

Le dernier mode de recrutement adopté, que nous avons signalé, étant le moins vexatoire doit être encouragé. Les malades sont plus enclins à se faire traiter volontairement que contraints. La vie en commun éloigne de nos anciennes léproseries. Les malades occupant un rang social ou ayant une aisance relative préfèrent se séquestrer chez eux. Selon les ressources des caisses locales, de petits bâtiments de construction légère et peu dispendieuse pourraient être construits ; chaque bâtiment serait divisé en trois ou quatre pièces pouvant loger chacun un malade. Plusieurs membres d'une famille occuperaient un bâtiment.

Les administrations incapables de supporter de tels frais doivent permettre la construction sur le terrain de l'hospice de ces pavillons aux frais des sollicitants. Ceux-ci, d'ordinaire aisés, pourvoieraient à leur entretien. Ils pourraient seulement être aidés dans leur installation par les soins de l'administration. Ils se soumettraient en tout aux règlements intérieurs déjà existants et seraient traités par le médecin de l'établissement.

Les mesures de coercition n'étant plus en honneur, la confiance renaîtra petit à petit et on pourra ainsi réunir sur un seul point tous les malades de la colonie.

D'après des constatations récentes faites par des compétences hors de pair, il résulte que les progrès du fléau marchent avec la facilité des moyens de transport et des relations.

En une thèse de doctorat il n'est pas possible d'édicter une réglementation. D'après ce que nous a appris la pratique, il serait utile d'établir dans nos possessions des mesures semblables à celles édictées dans certaines possessions anglaises (1). Autant que possible les malades doivent rester dans la colonie où ils ont contracté la lèpre. Le colon ou le fonctionnaire européen devenu lépreux sera encouragé à demeurer loin de sa patrie.

Si nous sommes convaincu que la lèpre n'est pas héréditaire, nous ne devons pas réfuter l'opinion de ceux qui pensent qu'un descendant de lépreux est plus susceptible qu'un autre de contracter la maladie à la réception du germe. Donc un lépreux rentrant en France et y faisant souche ne pourra qu'engendrer des êtres qui demain deviendront dans nos possessions des prédisposés à l'infection lépreuse. La maladie étant peu connue en France, ainsi que nous avons pu le constater pendant notre court séjour, on n'a aucune prévention à entretenir des rapports avec un malade. On peut ainsi inconsciemment contracter la lèpre.

Nous ne pouvons mieux dire en terminant notre court exposé de prophylaxie qu'en répétant ce qu'écrivait M. Kermorgan : « Rappelons-nous que rien n'est plus dangereux que l'abstention de toute mesure prophylactique vis-à-vis d'un fléau qui nous menace ».

1. Jeanselme. *Etude sur la lèpre dans la péninsule indochinoise et dans le Yunnan.* Paris, 1900.

CHAPITRE IV

Traitement de la lèpre.

———

Pendant les douze années que nous venons de passer à l'hospice de la Désirade, nous avons employé bien des médicaments et nous sommes arrivé à une formule utile qui nous a presque constamment donné de bons résultats.

Nous avons employé tous les médicaments préconisés sans obtenir de résultat appréciable.

Les injections de bichlorure de mercure qui avaient donné à notre confrère, le Dr Crane, plusieurs succès encourageants ne nous ont pas non plus réussi. Seuls l'huile de Chaulmoogra et l'europhène nous ont paru utiles.

L'europhène employé en frictions à la dose de 5 o/o dans l'huile de Chaulmoogra est d'une réelle efficacité contre les douleurs généralisées du début de la maladie qui sont souvent intolérables.

Contre les plaies étendues à fond fongueux, à bords saignants et à odeur fétide, nous avons obtenu des améliorations avec une rapide cicatrisation en faisant des applications avec le mélange suivant :

Poudre de quinquina jaune, ...	10 gr.
Sulfate de quinine.	2 gr.
Europhène.	3 gr.
Huile de Chaulmoogra.	40 gr.

La difficulté de faire accepter l'huile de Chaulmoogra à haute dose et en nature pendant longtemps aux malades sans que leur estomac s'y refusât nous a fait rechercher une autre préparation.

Celle qui nous a le mieux réussi est la suivante :

Huile de Chaulmoogra.	3 gr.
Acide gynocardique	1 gr. 20
Sulfate de strychnine	0 gr. 010 mil.
Magnésie calcinée.	0 gr. 20
Gomme arabique.	9 gr.

Diviser en 24 pilules.

Nous commençons par 4 à 6 pilules au moment des principaux repas et augmentons progressivement jusqu'à 24 pilules par jour.

D'ordinaire, en moins de 8 jours la dose de 3gr. d'huile est atteinte. Elle est continuée jusqu'aux premières manifestations de strychnisme. A ce moment, on remplace les pilules par d'autres sans strychnine. On continue pendant un mois à la dose de 24 pilules puis l'on arrête huit jours et l'on recommence. Pendant le repos le malade est purgé avec 30 gr. d'huile de ricin.

Ainsi compris, le traitement par l'huile de Chaulmoogra peut être continué très longtemps.

Dès le quatrième ou cinquième mois le mieux se manifeste et devient réel après dix à dix-huit mois. Il est prudent de suspendre de temps en temps. Tous les lépreux que nous avons soumis à ce traitement ont été améliorés. Si de cette amélioration nous ne devons pas conclure à la guérison, nous notons du moins des améliorations durables.

OBSERVATIONS

I. — Enfants nés de lépreux, indemnes de toute hérédité.

OBSERVATION I (personnelle).

Mme X...., femme noire, âgée de 24 ans, entre à l'hospice de la Désirade le 17 avril 1875.

Elle a peu connu son père qui n'était pas du pays. Sa mère est morte du choléra. Elle a des frères et des sœurs. Un frère est cul-de-jatte, une sœur a neuf enfants en bonne santé. Tous les autres frères et sœurs sont dispersés, mais notre malade n'a jamais entendu dire que quelqu'un des siens ait eu la lèpre. Elle est née dans l'île et ne l'a jamais quittée. Elle a joui d'une excellente santé jusqu'au moment où sont apparues des taches jaunâtres sur la jambe et sur les deux avant-bras. Ces taches ne la gênaient pas et étaient insensibles. Bientôt les doigts devinrent insensibles et s'ulcérèrent. C'est vers cette époque qu'elle entra à l'hôpital. Là ses doigts et ses orteils tombèrent presque en totalité.

En octobre 1875, six mois après son admission, elle met au monde un enfant à terme qui est bien constitué.

En novembre 1889, elle met au monde un deuxième enfant qui comme le premier est né à terme et en excellente condition. La première, une fille est restée jusqu'à dix mois avec elle puis a été confiée aux parents du père, qui l'ont prise et élevée. Le deuxième a tété six mois puis a été également confié à des tiers. Ces deux enfants n'ont jamais été malades.

Voici dans quel état nous trouvons la malade, en 1891, quand nous arrivons à la Désirade. A la face, sur les joues, deux larges taches brunes. Sur le dos, sur les fesses, de larges taches blanchâtres de même que sur la face antérieure du thorax et sur les cuisses. Ces taches sont presque toutes insensibles. Les muscles des bras et des avant-bras, sont atrophiés, les avant-bras ont l'aspect de deux férules tant ils sont peu musclés. Les mains sont deux palettes sans doigts n'ayant conservé qu'un vestige de pouce. Les membres inférieurs sont grêles, les muscles atrophiés. Les orteils n'existent plus. L'anesthésie des membres est totale. En aucun point du corps il n'y a de tubercules ni d'ulcération. Les organes profonds semblent normaux.

Dans le courant d'octobre 1891, Mme X... est dénoncée comme étant enceinte. Interrogée, elle avoue être enceinte d'environ cinq mois. Le 13 février, elle accouche d'un garçon à terme, bien constitué et pesant 3 kilogs. L'enfant est nourri par sa mère pendant six mois, les deux premiers mois on donne le sein exclusivement, les mois suivants le sein le jour et le biberon la nuit. L'enfant ne voit sa mère que pour téter. Il est ensuite confié à sa marraine qui le prend entièrement à sa charge. J'ai revu souvent les trois enfants jusqu'en 1902. L'aînée est âgée de 27 ans, le cadet a 13 ans et le dernier 10 ans, tous sont très bien portants et rien ne fait présumer qu'ils aient quelque tare de la maladie de leur mère, mais ne séjournent que peu de temps dans la dépendance.

Il nous reste à expliquer comment la malade a contracté la lèpre. Elle est née dans la partie de l'île opposée à celle où est construit l'hospice, cependant étant enfant elle y venait souvent faire des commissions. Ayant été remarquée de quelques malades, ils s'en étaient fait une amie et quand elle y venait elle trouvait toujours des friandises. Elle était devenue à la longue une habituée, et aux fêtes de l'établissement qui se célébraient une fois l'an, elle passait des journées entières avec les malades. C'est à ces circonstances qu'elle dut de contracter la lèpre.

OBSERVATION II (Personnelle).

X..., femme noire, âgée de 29 ans, née à Petit-Bourg, journalière-cultivatrice, entre à l'hospice le 29 mars 1901. On ne trouve aucune hérédité lépreuse ni du côté de ses parents ni du côté des collatéraux.

Elle a toujours été bien portante. Réglée à 16 ans, elle eut à 18 ans un premier enfant, puis un second à 24 ans. Les deux enfants sont du même père et de robuste santé. Le mari est un noir, cultivateur, en parfaite santé et n'ayant aucun cas de lèpre dans sa famille.

X... s'est aperçue de la maladie il y a trois ans à peine, à la suite d'une éruption pemphigoïde et de troubles de la sensibilité.

Au moment de son entrée à l'hospice nous trouvons quelques tubercules disséminés sur la face, de rares plaques dépigmentées et des troubles trophiques seulement aux doigts.

Le traitement habituel est institué et suivi pendant 4 mois, puis la malade veut absolument sortir pour travailler.

Elle revient à l'hospice le 7 février 1902. Le 5 septembre elle accouche d'une fille dans l'établissement.

L'enfant soigneusement examinée n'offre rien d'anormal ; l'accouchement s'est effectué régulièrement. Les membranes, le placenta et le cordon n'ont rien de particulier.

Comme les autres enfants nés à l'hospice la fille de X... est confiée à une bonne et soignée hors du contact des malades. Sa mère la voit le plus rarement possible et chaque fois pendant le moins de temps.

En octobre, au moment de notre départ, l'enfant est en parfaite santé et ne présente rien sur la peau.

L'état de la mère est des plus satisfaisants et une amélioration certaine se maintient.

OBSERVATION III (Personnelle).

X.... fille de couleur, 16 ans, couturière, née à la Basse-Terre, entre à l'hospice le 5 juillet 1891.

Ses parents sont en bonne santé. Elle a deux frères également bien portants. Rien chez les ascendants ni chez les collatéraux.

Des trois enfants, X... est la plus délicate.

La maladie actuelle a débuté quand elle était en apprentissage. Elle avait 14 ans. Les premiers symptômes furent des troubles de la sensibilité puis apparurent des bulles et des taches. Bientôt des troubles trophiques des mains et des pieds vinrent aggraver la situation.

Au moment de son entrée, en juillet 1891, on remarque une maigreur excessive des membres ; de l'insensibilité presque absolue des membres inférieurs, le pied droit en valgus, les orteils en griffe, atrophiés.

Rien sur la face, mais sur le corps de nombreuses taches café au lait.

Sur les conseils de notre confrère et ami, le D' Crane, nous essayons, sans résultat, le traitement par les injections mercurielles.

Le traitement tel que nous l'avons institué donne au contraire de bons résultats.

Dans le courant de janvier 1902 la malade dit être enceinte d'environ 4 mois des œuvres d'un jeune malade atteint de la

Noël   3 forme anesthésique. Le 18 juin elle accouche d'un enfant du sexe masculin mesurant 51 centimètres et pesant 3 kilog. 400. Le placenta a le poids normal: 530 grammes. Le cordon ne présente rien d'anormal. L'enfant examiné avec soin n'est porteur d'aucune anomalie, à part un petit doigt supplémentaire à la main gauche.

. Il est remis à une garde et transporté hors des cours. Il sera élevé comme les autres l'ont été jusqu'ici: allaitement mixte puis biberon exclusivement après six mois.

OBSERVATION IV (Personnelle).

M. X...., fille de couleur, âgée de 22 ans, née à la Martinique, entre à l'hospice en 1885.

Aucun antécédent de lèpre parmi ses proches ou ses collatéraux.

Elle-même n'a jamais été malade étant jeune. Réglée à 14 ans, elle eut à 18 ans un enfant mort de convulsions à 7 mois.

Elle ne peut expliquer quand et comment sa maladie actuelle débuta. En 1885, le maire de sa commune la fait partir parce qu'elle a des boutons sur la face, mais elle ne s'en inquiétait nullement.

Quand nous prenons la direction médicale de l'hospice en janvier 1891, X... est dans un état très avancé.

La face est boursouflée, le nez déformé, les oreilles épaisses.

Les mains sont pleines d'ulcères, les doigts en partie ulcérés ou déformés, les pieds amputés de leurs orteils.

Des ulcères aux jambes et de nombreux tubercules sur les membres supérieurs.

En mars 1898, quand nous fûmes appelé à constater sa grossesse, nous tombâmes de surprise, ne pouvant croire qu'il y eût eu un rapprochement entre notre malade et un homme, tant son état était grave. Les organes génitaux étaient sains cependant.

La grossesse évolua normalement jusqu'à son terme.

Le père était un ouvrier ayant travaillé en novembre 1897 aux réparations de l'établissement.

L'enfant naquit dans la matinée du 19 août 1898. Voulant nous assurer que tout se passerait normalement nous examinâmes la malade de très près et ne remarquâmes rien.

L'enfant naquit indemne de toute tare ; elle mesurait 46 centimètres et pesait 3 kilogs 900. Elle fut enlevée de suite à sa mère et remise à une bonne. Le jour on lui faisait prendre le sein de sa mère et la nuit le biberon. Un mois après sa naissance elle ne prit plus que le biberon. La mère ne la prenait jamais et ne la voyait que rarement et à distance.

Nous avons perdu l'enfant de vue quand elle avait 4 ans 1/2 ; elle se portait bien.

La mère est morte en 1900, un an et demi après.

OBSERVATION V (personnelle).

Mlle X..., négresse, âgée de 24 ans, cultivatrice, habitant chez ses parents, propriétaires à Saint-Claude, entre à l'hospice le 26 janvier 1894.

Son père et sa mère sont vivants et bien portants. Elle a deux frères, ses aînés, qui sont en parfaite santé. L'un est marin, l'autre cultivateur. Il n'y a pas de lèpre chez ses ascendants ni chez les collatéraux.

Elle même n'a fait d'autre maladie qu'une angine couenneuse à l'âge de 16 ans. Elle a été réglée à l'âge de 14 ans 1/2, a eu un enfant à 18 ans. Ses couches furent normales. L'enfant vécut dix mois et mourut de convulsions au moment de la poussée de ses molaires.

En 1889, à la suite d'un refroidissement au moment de sa période menstruelle, les règles sont supprimées. Quelques temps après apparaissent des plaques rouges dont une seule persiste à la fesse et des tubercules indolores. Quelques ulcérations paraissent aux doigts. La malade n'y attache aucune importance jusqu'au jour où un médecin la voit et lui conseille de venir à l'hospice de la Désirade.

Au moment de son entrée nous trouvons de nombreux tubercules variant de la grosseur d'un grain de millet à celle d'un pois et atteignant parfois une taille plus grande. Ils sont répartis sur la face tout entière. Les doigts sont épais, fendillés aux extrémités, bordés par des ulcérations. La face palmaire est mouchetée de taches noires tranchant sur un fond plus pâle. Plusieurs bulles pemphigoïdes à contenu noirâtre se voient dans chaque main. Des plaques psoriasiformes siègent aux deux coudes. La sensibilité est diminuée dans les deux membres supérieurs. Rien sur le reste du corps si ce n'est quelques cicatrices de plaies. Chez beaucoup de malades portant des cicatrices, l'aspect nacré de celles-ci diffère des cicatrices chez des malades non lépreux ayant eu des ulcérations. La plante des pieds a le même aspect que les mains ; quelques ulcérations non douloureuses. La sensation du contact du sol n'est pas perçue par le pied malade. Anesthésie partielle du dos du pied et des jambes.

Nous donnons le traitement tel qu'il a été indiqué au cours de cette thèse.

Dans le courant de 1896 une amélioration sensible s'étant produite et persistant depuis quatre mois à peu près, X... quitte l'hospice.

En juillet 1897, elle rentre. Son état ne s'est guère modifié. Elle rentre à l'hospice surtout parce qu'elle est enceinte.

Le 23 septembre 1897 elle accouche d'une fille. La grossesse s'est faite à terme. L'enfant pèse 3 k. 100. Tout s'est passé normalement.

L'enfant est nourrie au sein jusqu'en mars 1898. A ce moment on la confie à des parents. Les deux premiers mois elle prit le sein exclusivement. Elle couchait loin de la mère. Les mois suivants on donne le sein dans la journée, le biberon la nuit. L'enfant couche hors de l'enclos des malades et ne voit sa mère dans la journée qu'au moment des tétées. Il est absolument sain et ne présente aucun symptôme inquiétant. Nous avons souvent de ses nouvelles et le revoyons de temps en temps. Actuellement elle est âgée de six ans et est en parfaite santé.

La mère continue son traitement, mais moins régulièrement. L'amélioration persiste et si la malade ne sort pas, c'est qu'elle se trouve mieux à l'hospice que dehors.

II. — Lèpre contractée par contagion

OBSERVATION I (Personnelle).

Mme X.., blanche créole, âgée de 17 ans, entre à l'hospice de la Désirade en avril 1881. Voici ce que l'on relève dans ses antécédents héréditaires et collatéraux. Son père est mort d'accident alors qu'elle était en bas âge. Sa mère est morte de fièvre paludéenne. Du côté paternel, en remontant jusqu'à la troisième génération, on ne retrouve pas de lèpre. Du côté maternel, l'aïeule est actuellement en traitement à l'hospice pour la même maladie. C'est le seul antécédent intéressant que l'on découvre.

Notre malade n'a fait aucune maladie grave. Enfant elle a eu la rougeole. Mais ce qui est d'un intérêt capital dans notre observation, c'est qu'elle vivait en étroite intimité avec sa grand'mère qui, ainsi que nous l'avons vu était atteinte de lèpre. La maladie actuelle a débuté il y environ 5 ans par une tache brunâtre siégeant en avant de la cuisse gauche. Quelques mois plus tard apparaissent des douleurs dans cette même jambe, en même temps que d'autres troubles de la sensibilité. « La cuisse était toujours froide et comme morte au toucher ».

Plus tard apparaissent des tubercules, d'abord au nez, aux oreilles et au menton, puis peu à peu ils envahissent toutes les régions. La maladie suit sa marche et voici l'état dans lequel nous trouvâmes la malade en janvier 1891, lors de notre arrivée à la Désirade, environ dix ans après le début de la lèpre. La face est recouverte de gros tubercules qui déforment les lèvres, les oreilles et donnent le facies léonin typique. Le nez est affaissé à la racine. Au cou, sur le dos, un peu au-dessous de l'angle inférieur de l'omoplate, on trouve des taches, dont la dimension varie d'une pièce de 50 centimes à une pièce de 2 fr.; taches cuivrées tranchant sur la peau saine, légèrement surélevées et insensibles. D'ailleurs la sensibilité est abolie sur tous les tubercules.

Le pharynx est rouge, tuméfié, les cordes vocales sont épaissies et entraînent de la raucité de la voix.

Au niveau des grands trochanters on voit une plaie large comme la paume de la main, creusée et suppurante.

Les membres supérieurs sont tuméfiés. On trouve une ulcération creuse et suppurant au niveau des coudes. Sur toute la face postérieure des avant-bras l'anesthésie est absolue et on remarque de larges plaques brunes. Les doigts sont mutilés. A droite il ne reste que la première phalange du pouce, de l'annulaire et de l'auriculaire. L'index et le médius ont complètement disparu. A gauche il ne reste qu'une partie du pouce Tous les moignons sont énormes et ulcérés.

Aux membres inférieurs les mutilations sont encore plus marquées. A droite tous les doigts et le métatarse ont disparu. A gauche les orteils sont tombés.

Sur les jambes et les cuisses on trouve des plaques cuivrées absolument anesthésiées.

Depuis plusieurs années la malade est aveugle, les deux cornées sont opaques. L'œil droit présente un léger degré d'exophtalmie, le gauche s'atrophie.

L'état général est très mauvais. L'anorexie est presque complète, la fièvre est continue et l'on observe une diarrhée persistante.

La maladie continua à évoluer. L'état général était si mauvais qu'aucun traitement ne put être tenté et, en octobre 1891, la malade mourut.

OBSERVATION II (personnelle).

X... J. et X.. L., tous deux nés à la Désirade ont, l'un 14 ans, l'autre 10 ans et habitent chez leurs parents.

Le père est mort en 1893 d'une méningite traumatique. La mère est vivante et bien portante. Elle a six enfants dont les deux malades. Trois ont quitté l'île jeunes et ont vécu chez des parents paternels sur le continent. Trois sont restés dans l'île, parmi lesquels un seul n'habitait pas avec ses parents ; c'est celui qui est en bonne santé.

Le père pourvoyeur de l'hospice y allait souvent, il y couchait parfois. Son fils actuellement malade l'y accompagnait très souvent. La sœur, plus jeune, a dû contracter la maladie de son frère.

En 1892, quand nous la voyons, le garçon est déjà dans un état avancé. Face léonine, nombreux tubercules, ulcérations et troubles trophiques sur les membres.

La fille ne commence à être malade qu'en 1895. Elle est âgée de 6 ans. Le début se fait par une seule tache à la figure, au-dessus de l'arcade sourcilière gauche.

Peu à peu la maladie évolue, se bornant d'abord à des manifestations cutanées sans troubles de la sensibilité puis apparaissent les troubles trophiques et les troubles de la sensibilité.

Actuellement les malades, pour lesquels le père a refusé tout traitement, sont dans un état de cachexie très avancée.

Ainsi sur six enfants, deux seulement sont atteints de lèpre L'un a eu occasion d'être fréquemment en contact avec des lépreux ; c'est le garçon, l'autre la fille, a contracté la maladie de son frère.

Cette observation est d'un appoint considérable pour la démonstration de la contagion.

OBSERVATION III (personnelle)

Mme X..., blanche, créole, 47 ans, entre à l'hospice de la Désirade en mai 1867.

Son père est mort vieux sans affection bien caractérisée, sa mère est morte en couches. Elle n'a connu aucun des siens ayant la lèpre. Elle était l'aînée de quatre enfants : deux frères et une sœur sont morts, soit de fièvre intermittente soit d'autres affections, mais pas de lèpre

La malade ne jouit jamais d'une bonne santé. A deux ans elle eut une angine diphtérique, à cinq ans une bronchite. Elle a également les fièvres intermittentes inhérentes à la localité qu'elle habite. A 24 ans elle se marie. Elle a deux enfants, un fils et une fille. Le fils meurt d'un accès pernicieux à 22 ans. La fille meurt de fièvre paludéenne. Son mari meurt jeune encore d'un abcès du foie.

Trois ans environ après sa deuxième couche apparurent sur les fesses, les cuisses et les jambes des taches jaunâtres. Quelques-unes de ces taches étaient insensibles, les autres étaient à peine sensibles. La malade n'attacha pas d'importance à cet accident et ne vit un médecin que longtemps après. Bientôt elle éprouva de l'engourdissement des doigts, d'abord à gauche, puis à droite. Petit à petit elle devint inhabile de ses mains en même temps que ses doigts se mettaient en griffe. L'anesthésie est complète jusqu'au coude, la malade peut prendre le feu à pleines mains sans rien sentir. La maladie suivant sa marche progressive, de petits ulcères apparaissent aux mains, les jambes s'affaiblissent et les orteils se recouvrent de plaies. Plus tard les doigts se sont amputés,

Voici dans quel état nous trouvâmes la malade en janvier 1891 : La malade n'a suivi aucun traitement. Elle a voulu venir dans l'île pour se cacher et n'a pas jugé utile de se soigner. A la face rien de particulier. Aux membres supérieurs, à droite la main n'existe plus, à gauche les doigts sont tombés. Les avant-bras sont atrophiés.

De nombreuses macules se remarquent sur le tronc, sur les fesses et sur les cuisses. Elles sont anesthésiques.

Les jambes sont grêles, atrophiées. Le pied gauche est le siège d'un large ulcère recouvrant toute sa face dorsale et pénétrant jusque dans l'articulation.

A droite et à gauche les orteils sont tombés et la malade marche sur ses moignons. En novembre 1891 elle succomba à ses lésions.

Comment l'affection a-t-elle été contractée ? Notre malade pense avoir été contagionnée par un travailleur africain de sa propriété. Cet homme, attaché au service de la maison, avait la confiance de ses maîtres. Il mourut d'une maladie de peau qui n'a pas été bien définie. Comme il était le préféré de sa maîtresse, elle lui prodigua des soins assidus pendant toute la durée de l'affection. Lorsqu'à son tour elle devint malade, elle fit des rapprochements entre sa maladie et celle de son domestique et n'hésita pas à l'attribuer à la contagion car personne dans son entourage ne présentait de lésions semblables.

OBSERVATION IV (personnelle)

X..., mulâtresse, 19 ans, entre à l'hospice de la Désirade en janvier 1892, après un séjour de six mois à l'Hôtel-Dieu de la Pointe-à-Pitre.

Son père, blanc, créole, vit encore et est bien portant, sa mère est une femme noire forte et jeune. Elle a eu cinq enfants, deux du même père, les aînés, notre malade et un de ses frères, et trois autres de pères différents. Deux de ces enfants sont morts en bas âge de convulsions, les autres sont vivants et en bonne santé sauf X...

Chez les collatéraux, du côté paternel on ne trouve pas de trace de lèpre. Du côté maternel en remontant très loin on ne trouve rien.

Dans son enfance X..., a joui d'une excellente santé. Elle a vécu à la campagne où elle s'occupait à des travaux de culture. Elle fut réglée à 14 ans.

A 16 ans, elle abandonne la campagne pour la ville où elle suit son amant. Elle devient enceinte et met au monde un enfant mort à terme. Pendant sa grossesse elle s'aperçoit qu'elle a sur le corps, à la face et aux jambes, des taches brunes auxquelles elle n'attache aucune importance. Après sa grossesse elle a une éruption avec fièvre dont elle conserve au front et à la joue des plaques indurées de la largeur d'une pièce de 50 centimes, à bords en relief et de couleur plus brune que la peau. Ces plaques étaient indolores. Elle a de plus une plaie au niveau de la malléole externe à droite. Cette plaie s'envenima, fut vue par un médecin qui en examinant la malade fit le diagnostic de lèpre et la décida à entrer à l'hospice de la Désirade après un séjour de quelques mois à l'Hôtel-Dieu de la Pointe-à-Pitre.

Au moment de son entrée nous l'examinons.

Elle présente, de chaque côté du nez, à la face, sur les pommettes des lépromes couleur cuivrée, larges comme une pièce de 1 ou 2 fr. Les lobules des oreilles présentent de petits tubercules. Il en existe également au menton. Les sourcils sont rares. Sur le corps et sur les fesses on trouve des taches noirâtres de dimensions variées. Ces plaques sont anesthésiées. Les doigts sont tuméfiés, les ongles épaissis et foncés. Il existe une plaie superficielle sur le cinquième. La face palmaire de la main est pigmentée de taches noires. A la malléole externe droite on voit une large plaie ulcéreuse suppurant et indolore. La jambe du même côté est œdématiée et présente des taches et des nodosités appréciables au toucher. La face plantaire des pieds est pigmentée, quelques orteils présentent de petits ulcères à la place des ongles qui sont tombés. Aux aînes, de chaque côté, on trouve de nombreux ganglions non douloureux.

La malade commence à bien supporter le traitement que nous instituons en général et elle arrive à prendre cent gouttes d'huile de Chaulmoogra. Mais après quelques mois elle refuse le traitement.

Six mois environ après que le traitement est suspendu la malade fait une poussée fébrile avec lymphangite, douleurs articulaires et hyperesthésie généralisée. Peu à peu tout rentre dans l'ordre et X..., demande à reprendre le traitement qu'elle suit d'ailleurs très régulièrement.

En janvier 1897 à la période des poussées de lymphangite nous faisons prendre à la malade des pilules d'après la formule suivante :

Huile de Chaulmoogra. . . . . . . 3 gr.
Acide gynocardique. . . . . . . 1 gr. 20
Sulfate de strychnine. . . . . . 0 gr. 010
Poudre de magnésie calcinée. . . . . 1 gr.
Solution de gomme arabique. . . . 9 gr.

Diviser en 24 pilules.

On commence par 3 pilules par jour pour arriver bientôt à 24 pilules, dose que l'on continue pendant un mois.

Non seulement le traitement est bien toléré, mais l'appétit s'accroît notablement et le poids augmente. Après un mois de pilules à la dose de 24 par jour, on met la malade au repos pendant 8 jours. On recommence ensuite en essayant la tolérance de l'estomac par 6 à 10 pilules par jour d'emblée pour arriver à 24 et ainsi de suite le plus longtemps possible. Les pilules avec la strychnine sont prises jusqu'à commencement de strychnisme. Elles sont ensuite continuées sans strychnine.

Voici le bénéfice que notre malade a retiré de ce traitement suivi pendant 5 ans à peu près : Les attaques de lymphangite s'éloignent et actuellement il y a deux ans qu'il ne s'en est pas produit. Les tubercules de la face se sont affaissés. Les plaques pigmentées ont pâli. Les doigts et les orteils ne sont plus tuméfiés.

On n'observe rien sur les organes. Quelquefois un catarrhe bronchique est venu attirer l'attention du côté des poumons, mais à l'auscultation on ne trouve rien.

L'état général n'a pas été atteint jusqu'ici et la santé est bonne. On continue le traitement en espaçant davantage les intervalles de repos.

OBSERVATION V (Personnelle).

Mme X..., âgée de 37 ans, entre à l'hospice de la Désirade en avril 1891. Elle a perdu son père et sa mère étant enfant, son père serait mort d'une maladie de poitrine, sa mère de tétanos consécutif à une plaie du pied. Elle a un frère de 30 ans bien portant, marié et père de deux enfants. On ne trouve pas de trace de lèpre dans les ascendants ni dans les collatéraux.

Notre malade a passé son enfance en bonne santé. A 25 ans, elle eut un rhumatisme articulaire qui la tint au lit pendant plusieurs mois, et la laissa très amaigrie et très anémiée. Pendant sa convalescence elle s'aperçoit d'une impotence de la main gaùche. Les doigts sont engourdis, lourds. Le petit doigt est insensible et se tient en griffe.

Deux ans après apparaissent des taches brunes sur la poitrine. Ces taches sont insensibles. Peu de temps après, nouvelle attaque de rhumatisme pendant laquelle la main droite devient comme la gauche. En même temps apparaît de l'anesthésie des avant-bras, de la sensibilité des pieds gênant la marche, des taches brunes sur la face, des ulcérations des jambes et des mains. La maladie est dès lors très caractérisée et c'est à ce moment que nous l'observons. Au moment de l'arrivée à l'hospice, les premiers accidents remontent à douze ans. Les désordres sont multiples

La face est fortement tuméfiée, des tubercules multiples se dessinent. Le nez est aplati, le cartilage n'existe plus. Les lèvres sont soudées aux commissures, l'oreille gauche est en partie détruite, le lobule n'existe plus. Sur tout le corps on trouve des taches blanchâtres espacées et anesthésiques. Des plaies nombreuses, les unes à bords nets, les autres déchiquetées à fond grisâtre et suppurant siègent sur tout le membre inférieur. Les doigts ont presque complètement disparu. Les membres inférieurs sont œdématiés, de nombreuses plaques brunâtres s'y dessinent, les orteils sont en partie amputés. Au talon droit une plaie profonde entame les tissus et pénètre jusqu'à l'os. Le pharynx ainsi que la partie postérieure de la langue est parsemé de petits tubercules qui diminuent l'orifice œsophagien et gênent la déglutition et la respiration.

Les aliments et surtout les liquides repassent par le nez et provoquent des accès de suffocation. Presque tout le système pileux est détruit. L'œil gauche est vide depuis plusieurs années. L'œil droit est perdu. La cornée est entièrement dépolie.

L'état général s'altère de plus en plus en raison de la dénutrition consécutive à l'impossibilité de déglutir les aliments. Une toux persistante l'obsède. Les crachats sont épais, purulents et probablement tuberculeux. Le 8 octobre 1892, elle succombe à la cachexie progressive.

Pour cette malade la notion de contagion est bien nette et elle est rapportée par elle-même. Elle s'était liée d'amitié vers l'âge de 15 ans à une camarade. Elle vivait avec elle dans une intimité presque constante, la visitant souvent en ville et la recevant à la campagne où elles passaient des semaines ensemble. Quand elles se recevaient, elles partageaient le même lit et quelquefois les mêmes effets. Notre malade n'avait aucune réserve avec son amie. Elles se livraient à certains actes lascifs. Or cette amie était lépreuse. Quand Mme X... l'apprit elle lui était déjà très attachée et ne voulut jamais consentir à s'en séparer. Devenue elle-même malade elle continua ses relations jusqu'à la mort de son amie.

III. — Lèpre contractée par contagion.

OBSERVATION VI (Personnelle).

X..., fillette de couleur, âgée de 15 ans, née à la Pointe-à-Pitre, entre à l'hospice en décembre 1901.

Son père, né à la Désirade, n'avait pas de lèpre dans sa famille. Il est mort noyé. Sa mère est née et habite à la Pointe-à-Pitre. Elle est morte des suites de couche. Elle n'avait pas de lépreux dans sa famille.

Notre malade a perdu son père à 9 ans. Peu après elle suivit son frère à la Désirade où il exerçait le métier de pêcheur. L'enfant était chez des voisins le plus souvent, et, là, jouait et mangeait avec des enfants lépreux de l'observation II.

Deux ans avant son entrée à l'hospice nous vîmes X..., pour une douleur aiguë du bras gauche, donnant la sensation d'un fer rouge et que nous ne sûmes à quoi attribuer. Plusieurs mois après ce premier accès nous fûmes consulté à nouveau. La même douleur existait aux bras et aux membres inférieurs. Il y avait de la fluxion des articulations.

Nous songeâmes à ce moment à la lèpre, mais ne trouvâmes rien qui pût justifier notre diagnostic.

Nous ne revîmes plus X... qu'en décembre 1901. Quand elle vint elle nous dit avoir eu plusieurs fois des accès douloureux comme ceux que nous avions observés ; cette fois nous constatons des taches occupant des sièges différents et des dimensions variables. Dès lors et par la suite de l'examen nous pûmes établir notre diagnostic.

La malade est mise au traitement. Elle le supporte bien et son état général se maintient bon.

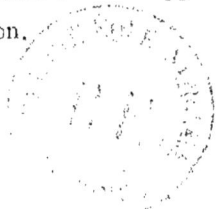

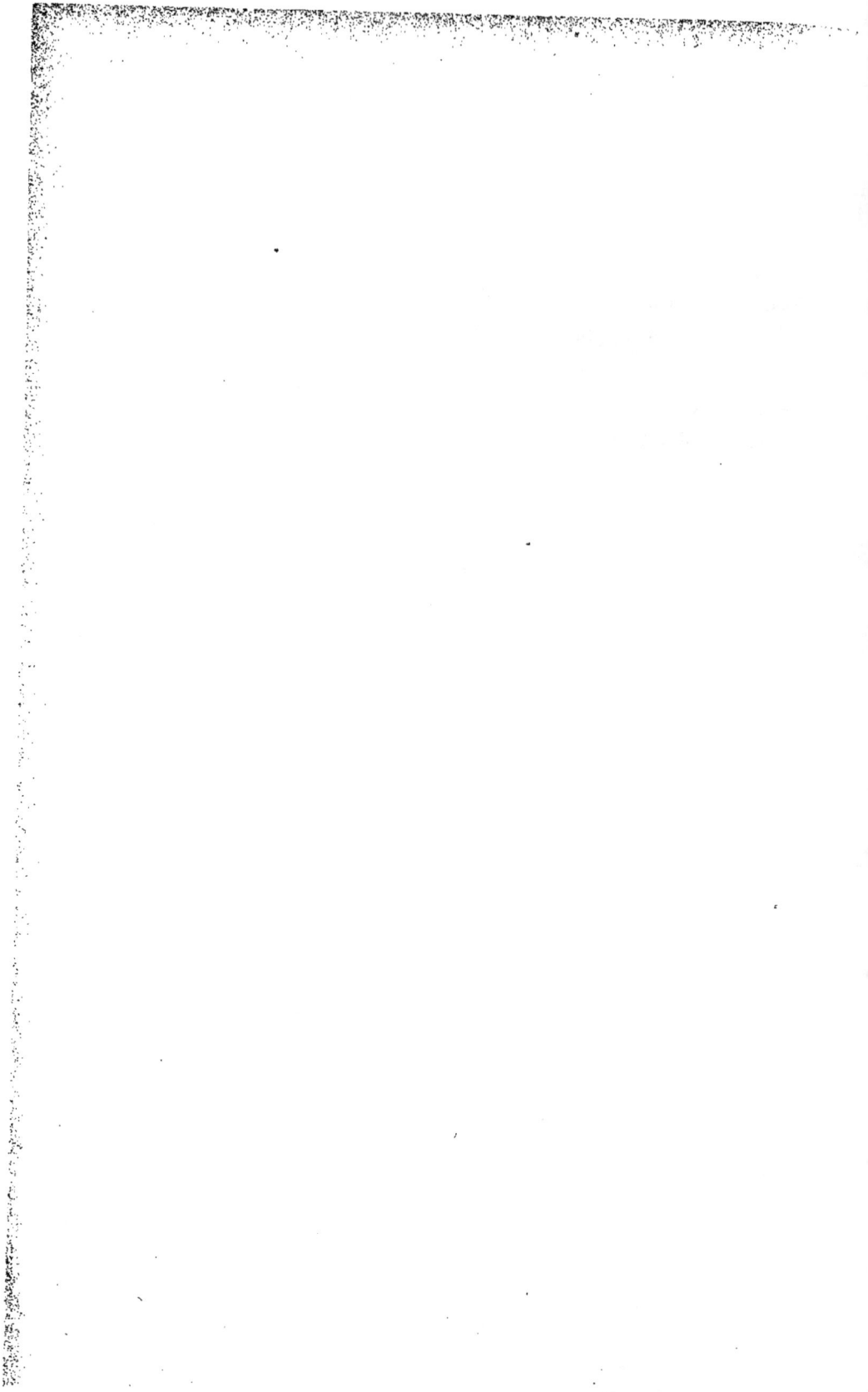

CONCLUSIONS

I. L'hospice des lépreux de la Désirade, créé il y a près de deux cents ans, a suivi dans son organisation et dans son recrutement les progrès des idées humanitaires de notre siècle.

II. Les lépreux sont hospitalisés sur leur demande expresse. Aucune mesure de coercition ne peut être employée.

III. Le bon fonctionnement de l'hospice aurait tout à gagner si le médecin traitant était chargé de la gestion et de la direction.

IV. La lèpre n'est pas héréditaire.

V. Les enfants nés de parents lépreux ne sont pas lépreux.

VI. La lèpre est contagieuse. Dans la plupart des cas on retrouve facilement l'origine de la contagion.

VII. Par des mesures d'hygiène minutieuses on évite la contagion de mère à enfant pendant l'allaitement.

VIII. Dès que l'allaitement est terminé, c'est-à-dire à six mois, l'enfant doit être éloigné de sa mère.

IX. La lèpre s'étend rapidement sur la plupart de nos possessions d'outre-mer.

X. Des mesures sévères devraient être édictées pour enrayer le fléau.

XI. La meilleure médication de la lèpre semble être l'huile de Chaulmoogra associée à l'acide gyno-cardique et au sulfate de strychnine, suivant la formule et le mode d'administration que nous avons déterminés.

Vu le : Président de la thèse,
LE DENTU

Vu : le Doyen,
DEBOVE

Vu et permis d'imprimer :
le Vice-Recteur de l'Académie de Paris.
LIARD

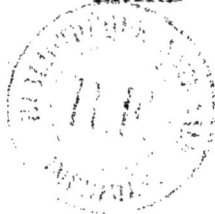

Imp. de la Faculté de Médecine, H. JOUVE, 15, rue Racine, Paris.